CONTRIBUTION A L'ÉTUDE

DE

L'INFECTION TYPHO-GRIPPALE

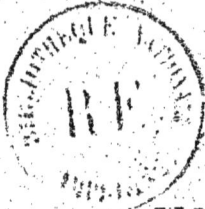

PAR

Edouard MARTIN

DOCTEUR EN MÉDECINE

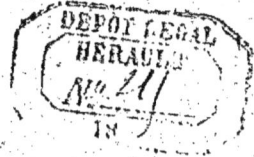

MONTPELLIER

IMPRIMERIE DELORD-BOEHM ET MARTIAL

Éditeurs du Montpellier Médical

—

1904

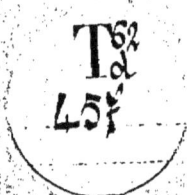

CONTRIBUTION A L'ÉTUDE

DE

L'INFECTION TYPHO-GRIPPALE

PAR

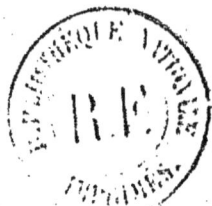

Edouard MARTIN

DOCTEUR EN MÉDECINE

⁓⁓⁓

MONTPELLIER

IMPRIMERIE DELORD-BOEHM ET MARTIAL

Éditeurs du Montpellier Médical

—

1904

A MA FEMME

A MA FILLE

A MES PARENTS

E. Martin.

A LA MÉMOIRE DE MON REGRETTÉ MAITRE

LE DOCTEUR FRANÇOIS

E. MARTIN.

A MON PRÉSIDENT DE THÈSE

MONSIEUR LE PROFESSEUR CARRIEU

E. MARTIN.

A MES AMIS

E. Martin.

AVANT-PROPOS

En accomplissant aujourd'hui notre dernier acte universitaire devant nos vénérés Maîtres de la Faculté de médecine de Montpellier, nous avons à cœur de leur adresser tous nos remerciements pour la bienveillance et la sollicitude qu'ils n'ont cessé de nous témoigner dans le cours de nos études, rendues si attrayantes par leur brillant et fécond enseignement.

Notre gratitude envers eux, loin de s'affaiblir avec le temps, ne fera que grandir et se perpétuer, quand, grâce à leurs précieux conseils et excellentes leçons, nous recueillerons à notre tour la douce satisfaction de soulager les souffrances de notre prochain.

Si nous n'oublions aucun de nos Maîtres dans le souvenir ému que nous leur adressons, il en est cependant un auquel nous tenons à dire toute la large place qu'il occupe dans notre respectueuse affection.

Nous voulons parler de M. le professeur Carrieu, qui fut, pour nous, non seulement un Maître dévoué et bienveillant, mais encore un précieux guide durant toutes nos études.

Qu'il reçoive ici l'assurance de notre profonde gratitude et de notre absolu dévouement.

A M. F. Jadin, professeur à l'École supérieure de pharmacie, notre savant compatriote et toujours bienveillant ami, nous devons plus que de précieux conseils. Sa constante sollicitude, si efficace et si désintéressée, lui a acquis, depuis longtemps, le plus profond de nos sentiments : la reconnaissance. Nous sommes très heureux de profiter de cette première occasion pour la lui manifester bien sincèrement.

Que notre ami, le Dr Vitry, daigne accepter tous nos remerciements pour ses conseils et ses soins si dévoués. Son amitié si précieuse est une de celles qui nous a le plus réconforté dans nos heures de tristesse. Nous ne l'oublierons pas.

Quant aux vieux amis, joyeux compagnons des premières années de nos études, tous aujourd'hui en bonne voie de réussite, nous leur adressons un cordial souvenir. Soient compris dans cette même et affectueuse pensée MM. les docteurs Deramond, Manès, Roussel, Decrock, professeur à la Faculté des sciences de Lille ; Maillet, et Chapuy, ancien élève de l'École nationale d'agriculture.

A nos excellents compatriotes et amis les docteurs Martin, Descombes, Loiseau, Gonard, Achard, Delanoë, Deshommes et Bouchet, nous destinons les meilleurs de nos sentiments pour leur vaillante amitié, toujours si prête à se manifester.

Que l'ami Achard, en particulier, reçoive l'assurance de notre vive affection pour tous les gages de sincère amitié qu'il n'a cessé de nous témoigner depuis nos premières années de lycée à l'île Maurice.

Nous ne terminerons pas sans rendre à M. le professeur Flahault un juste et respectueux hommage pour tout le dévouement dont il nous a toujours entouré.

CONTRIBUTION A L'ÉTUDE

DE

L'INFECTION TYPHO-GRIPPALE

INTRODUCTION

Au cours de notre stage hospitalier, notre attention a parfois été vivement attirée par certaines manifestations complexes chez plusieurs des malades du service de M. le professeur Carrieu. Ces manifestations nous ont semblé ne pouvoir se rattacher à aucune entité morbide nettement caractérisée, mais bien se rapporter à une association de quelques formes de maladies bien connues, sans pourtant que l'une ou l'autre de ces maladies puisse être absolument diagnostiquée par un ensemble de symptômes suffisant.

Tels sont les cas que nous avons pu observer, et que nous relatons au cours de ce travail, et où existaient, chez le même malade, des infections combinées de grippe et de fièvre typhoïde, sans que l'on pût, en la circonstance, s'appuyer sur les seuls symptômes observés pour établir un diagnostic, soit de fièvre typhoïde, soit de grippe.

Un assemblage si confus de symptômes n'a pas été sans éveiller notre attention et notre curiosité.

Nous devons à M. le professeur Carrieu, dans le service duquel ces cas complexes se sont présentés, l'idée d'une association possible de grippe et de fièvre typhoïde.

C'est donc l'association des manifestations grippales et typhiques que nous étudierons dans ce modeste travail.

Quoique plusieurs études aient été déjà faites à ce sujet, nous jugeons la question insuffisamment traitée; cependant nous ne saurons laisser dans l'ombre les intéressants travaux de nos prédécesseurs en la matière. Les fréquents emprunts que nous faisons dans leurs ouvrages rendent un juste hommage à leurs savantes recherches.

Nous ne prétendons pas ici ajouter des idées nouvelles à celles exprimées par des Maîtres éminents sur les associations morbifiques. Nous ajouterons seulement quelques faits nouveaux qui pourront peut-être servir utilement au point de vue clinique.

Nous résumerons ensuite tout ce qui a pu être publié sur la question. C'est dans cet esprit que nous avons entrepris ce travail et que nous l'intitulons : *Contribution à l'étude de l'infection typho-grippale.*

Pour plus de clarté, nous avons divisé notre sujet en quatre chapitres.

Dans la première partie, nous avons esquissé rapidement et aussi complètement que le permettaient le caractère et le cadre restreint de cet ouvrage, l'historique de la question, sans négliger cependant de nous étendre sur les travaux qui nous ont semblé apporter des éléments réellement nouveaux en la matière.

Dans une seconde partie, nous avons tenté de définir notre sujet, après avoir donné un tableau sommaire des deux maladies qui nous occupent ici. Nous y avons ajouté quelques notions, à notre avis indispensables, sur l'étiologie et la pathogénie de l'infection typho-grippale.

Dans une troisième partie, nous publions nos observations, tant inédites que déjà connues, et qui nous paraissent suffisamment en rapport avec le sujet que nous traitons.

Enfin, dans un dernier chapitre, nous avons cherché à établir des éléments pronostiques et diagnostiques susceptibles de dépister l'infection typho-grippale dans ses diverses manifestations; nous terminons par quelques indications se rapportant au traitement, et nous exposons ensuite nos conclusions.

CHAPITRE PREMIER

HISTORIQUE

Dans les premières descriptions qui ont été faites sur la grippe et la fièvre typhoïde, les auteurs se sont surtout attachés à faire ressortir, dans des tableaux aussi détaillés que possible, ce qu'étaient des types de ces diverses maladies.

A peine y trouve-t-on à l'origine une énumération complète des diverses complications qui peuvent survenir dans le cours de ces maladies, et lorsqu'une allusion y est faite, ce n'est qu'à titre de simple accident.

Au fur et à mesure que la clinique est devenue plus féconde en éléments morbides et les cliniciens plus exercés sur les divers rapports des maladies entre elles, nous constatons les premières tentatives de ramener à des formes variables les maladies à complications prédominantes sur tel appareil ou tel organe.

C'est ainsi que l'on commence à entendre parler de la forme rénale, thoracique, nerveuse, etc. de la fièvre typhoïde.

Nous pouvons appliquer totalement à la grippe ce qui a été dit ci-dessus au sujet de la fièvre typhoïde.

Mais ce qui a paru laisser indifférents les cliniciens les plus distingués pendant assez longtemps, c'est l'évolution combinée et simultanée chez le même individu des deux infections précédentes.

D'après les recherches que nous avons faites à ce sujet,

et les documents que nous avons compulsés, il semble que nos prédécesseurs n'aient fait que soupçonner certaines aggravations survenant au cours de ces infections, mais nous renseignent peu sur la cause possible d'une association de processus morbide multiple.

Un des premiers, Chomel, allègue dans ses leçons cliniques la difficulté pour le praticien de diagnostiquer la fièvre typhoïde lorsqu'elle vient compliquer une affection antérieure et il ajoute : « l'attention du praticien sera quelquefois éveillée d'abord par la prolongation de la première maladie, ou d'une de ses périodes au delà de la durée ordinaire, ou par l'apparition de symptômes différents de ceux qu'on observe dans l'affection première. Si parmi ces nouveaux symptômes, surviennent des phénomènes ataxiques ou adynamiques, s'il se joint des épistaxis, de la diarrhée, du météorisme, des taches typhoïdes, il ne devra rester aucun doute dans son esprit sur le développement secondaire d'une fièvre typhoïde. »

Voilà une première déclaration bien nette d'une association de la fièvre typhoïde et d'une autre affection.

D'autres auteurs dans la suite citent des faits à l'appui de la combinaison possible d'affections diverses et de fièvre typhoïde; mais aucun d'eux ne mentionne encore l'évolution typhique chez un grippé.

Mais bientôt, avec Moissenet, Sevestre, Hérard, nous commençons à nous familiariser avec l'association de ces deux termes : grippe et fièvre typhoïde.

Ces auteurs nous apprennent que les débuts sont souvent semblables, et de manifestations se rapprochant à s'y méprendre dans l'une et l'autre de ces infections; c'est ce qui fait dire à G. Homolle que: « certaines épidémies de grippe ont avec la fièvre typhoïde une assez grande ressemblance pour donner l'idée d'une forme en quelque sorte mixte.

Guéneau de Mussy est plus affirmatif et appelle l'attention
des cliniciens sur la place importante des affections catar-
rhales comme complications de la dothienentérie au cours
d'une épidémie de grippe.

Mais le premier fait absolument probant d'une infection
typho-grippale est contenu dans les publications qu'a faites
le docteur Grellety en 1882 dans le *Bulletin médical du Nord*.
Il cite la combinaison d'une infection grippale au cours
d'une épidémie de fièvre typhoïde à la Salpêtrière et ajoute
que « toujours la grippe l'accompagnait, la précédait, ou la
suivait » .

Depuis, nombreux sont les faits qui sont venus corroborer
l'existence de cette infection mixte; les auteurs ont avancé,
pour les expliquer, les opinions les plus diverses. Tour à
tour ont régné les notions d'épidémicité, de terrain préparé
par l'une à l'autre, d'infections simultanées mais d'évolution
plus rapide pour l'une ou l'autre, suivant les différences des
périodes d'incubation respective.

Mais les premières tentatives faites pour déterminer cette
double infection typho-grippale par quelques éléments diagnostiques originaux ne sont que toutes récentes, et nous
les voyons exprimées bien nettement pour la première
fois dans une thèse du docteur Millée intitulée « Etude sur
la fièvre typhoïde à début grippal ».

Dans la suite, plusieurs communications dans les journaux
médicaux essaient de présenter un tableau parfait de cette
double infection, et, parmi elles, nous accordons une place
spéciale aux observations personnelles de grippe et de fièvre typhoïde du docteur Saint-Ange.

Ces dernières ont paru, en 1895, dans les *Archives
médicales de Toulouse*, et nous les citons à titre documen-
taire dans le cours de ce travail, tant elles sont concluantes.

Tel est le tableau résumé mais succinct des diverses phases

historiques du sujet auquel nous venons aujourd'hui ajouter quelques observations nouvelles. Puissent-elles contribuer à la connaissance plus grande d'un sujet si familier pour le clinicien consommé, mais encore si imparfaitement connu de la majeure partie des praticiens.

Enfin, nous ne saurions passer sous silence l'excellente thèse du docteur Ombrédane, de Montpellier, parue en 1897, dans laquelle sont exprimés avec une haute compétence les idées et faits inspirés par notre vénéré Maître, le professeur Carrieu, sur l'infection typho-grippale.

CHAPITRE II

FIÈVRE TYPHOÏDE. — GRIPPE

La fièvre typhoïde, longtemps confondue avec d'autres manifestations pyrétiques, est aujourd'hui définitivement entrée dans la nosologie générale avec une étiquette parfaitement déterminée.

Elle se manifeste sous l'influence de certaines conditions bien spéciales, telle que l'infection par le bacille d'Eberth, laquelle est propagée par les déjections intestinales, l'eau et l'air. D'autres fois, elle est sollicitée par le surmenage ou l'encombrement. Lorsque l'infection éberthienne est réalisée, elle se révèle par les symptômes d'un embarras gastrique fébrile auquel viennent se joindre de la céphalalgie, des épistaxis, de l'insomnie, et la fièvre devient continue.

A ce moment, les autres appareils de l'économie présentent des perversions de leurs fonctions.

Du côté de l'appareil digestif, l'attention est attirée par la diarrhée, le ballonnement du ventre, l'anorexie.

Sur l'abdomen existent des taches rosées lenticulaires caractéristiques, et à la palpation on constate de la douleur, et des gargouillements dans la fosse iliaque droite et une grosse rate.

L'appareil respiratoire est plus ou moins atteint par l'infection, et, suivant les cas, on entend de gros râles sonores, on constate de la congestion broncho-pulmonaire, de l'hypostase, de la splénisation.

Le système nerveux, suivant la forme que revêt l'infection, révèle son atteinte par: un typhos progressif, de l'adynamie, de l'ataxie, du délire, du tremblement des mains, de la surdité, des soubresauts des tendons, de la stupeur; mais le plus souvent, c'est l'appareil circulatoire qui est le plus atteint; on trouve alors de la tachycardie, de la faiblesse du premier bruit, et de l'embryocardie dans les cas extrêmes.

Les phénomènes généraux restent limités à la température élevée, au pouls fréquent et à la prostration.

Lorsque la maladie parcourt son cycle sans complication ni accident, la défervescence de tous ces symptômes est progressive, mais la convalescence est longue et accompagnée de neurasthénie. Dans le cas contraire, des symptômes sévères viennent ouvrir bruyamment la scène; il n'est pas rare alors que le malade soit emporté par une néphrite intense, une pneumonie, une pleurésie, ou une infection secondaire consécutive à une escharre souillée.

Mais entre les cas extrêmes où la maladie suit docilement son cours et ceux où la gravité des symptômes en fait une forme foudroyante, tous les intermédiaires peuvent se rencontrer, y compris les diverses formes de la maladie elle-même.

Quelle que soit la forme de la dothienentérie, et les difficultés de diagnostic que peuvent susciter la variété de ses symptômes, il existe depuis quelques années un moyen pratique de la dépister et de la diagnostiquer. Nous voulons parler du séro-diagnostic de Widal. Il consiste à faire avec une épingle ou mieux une lancette, l'une et l'autre préalablement flambée, une piqûre à l'extrémité de la pulpe d'un doigt lavé à l'alcool et à l'éther. On recueille dans un tube de verre étroit, rendu aseptique par le flambage, les quelques

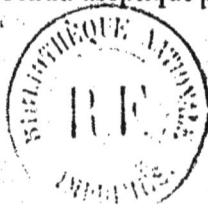

D 2

gouttes de sang qui s'écoulent de la piqûre (six à huit gouttes suffisent), on ferme le tube en l'effilant à la lampe et on
l'envoie aussitôt au laboratoire pour le soumettre à l'é-
preuve.

Cette épreuve consiste à mélanger une ou deux gouttes
du sérum du malade à dix ou douze gouttes d'une culture
en bouillon de bacille d'Eberth. Si le sérum provient d'un
typhique, on constate, au bout de quelques instants, l'agglu-
tination des microbes bien visible lorsqu'on en porte une
goutte sous le champ du microscope.

Cette réaction est souvent fort utile pour préciser le diagnostic de fièvre typhoïde, d'autant plus que la fièvre typhoïde
est souvent masquée chez le même malade par une autre
affection évoluant simultanément.

Grippe

Après l'exposé sommaire des principaux symptômes per-
mettant d'établir un diagnostic de fièvre typhoïde, il est
utile de donner un rapide aperçu de la symptomatologie de
la grippe, souvent commune à la fièvre typhoïde.

La grippe est d'abord une maladie épidémique caractérisée
par son extrême généralisation et sa rapide excursion à la
surface du globe. Elle peut se voir dans tous les pays et sous
toutes les latitudes, pendant toutes les saisons, et plus
particulièrement au commencement de l'hiver ou à la fin
de l'automne. Elle sévit d'abord dans les endroits où la
contamination est plus facile par le fait des relations plus
nombreuses et plus fréquentes avec les pays infectés.

La grippe est une de ces maladies qui rencontrent le
moins de personnes réfractaires; aussi ses victimes sont-
elles plus nombreuses que dans toutes les autres infections.

Jusqu'ici on a beaucoup discuté sur l'agent microbien qui produit la grippe. Les auteurs semblent se rattacher au bâtonnet décrit par Pfeiffer, en 1892, comme étant l'agent de l'influenza.

Ce bâtonnet produit dans l'économie des congestions diffuses et souvent intenses dans tous les organes. Mais dans la plupart des cas, c'est surtout la muqueuse respiratoire qui est altérée par ce bacille, à tel point que les troubles des fonctions respiratoires et les symptômes nerveux constituent les principales manifestations de l'infection grippale.

Le début, ici, est brutal et brusque et constitué par des frissons, une fièvre ardente, une courbature générale avec lassitude, de la céphalalgie, douleurs dans le tronc, les reins, les membres et tous les muscles du corps. La face est grippée, symptôme difficile sinon impossible à décrire, mais qu'il suffit d'avoir vu pour le reconnaître.

A ces différents troubles se joignent des phénomènes variables du côté de l'appareil respiratoire : on observe une toux sèche, fréquente, pénible, avec douleur rétro-sternale. Le coryza est intense, accompagné ou non d'angine érythémateuse, de laryngite, bronchite ou broncho-pneumonie.

Mais ce qui domine par dessus tout, c'est la susceptibilité extrême et prolongée des muqueuses respiratoires. La température serait assez semblable, d'après quelques auteurs, à celle de la fièvre typhoïde. Il est rare que l'appareil digestif soit indemne, les symptômes les plus communément observés sont : langue saburrale, l'anorexie, la dyspepsie, la diarrhée avec atonie digestive prolongée.

Les urines sont diminuées, avec présence constante de peptones.

On a noté parfois de la tachycardie, de la diminution du premier bruit cardiaque, de l'arythmie et du collapsus.

Mais, suivant que les désordres indiquent une participation

plus grande de l'appareil nerveux, respiratoire, ou digestif, on a une forme de grippe à prédominance bien définie.

Comme dans la fièvre typhoïde, suivant le genre épidémique on peut observer tous les degrés de gravité de l'infection.

Comme trait commun encore, on peut ajouter une convalescence longue et débilitante. Les moyens de diagnostic ici, loin de pouvoir s'aider du laboratoire, reposent uniquement sur ce que révèle l'examen clinique et sur la notion d'épidémicité.

Ces quelques caractères, joints à ceux précédemment énumérés sur la fièvre typhoïde, nous guideront dans la recherche de la part qui revient à l'infection grippale, lorsqu'à celle-ci se joint une infection éberthienne mal prononcée, et qui évolue concurremment avec elle, en altérant plus ou moins les symptômes de la grippe.

Infection typho-grippale

Définition — Étiologie — Pathogénie

Définition. — D'après le titre même de ce travail, et ce que nous savons déjà des deux affections combinées qui nous occupent ici, il semble que l'infection typho-grippale pourrait se passer d'une définition. Mais, comme nous le verrons par la suite, parmi la variété de symptômes qui caractérisent la typho-grippe, il est certains éléments manifestes qui permettent de la distinguer de l'une ou l'autre de ces maladies.

Ces raisons nous paraissent suffisantes pour essayer de déterminer ici ce que l'on doit entendre par l'infection typho-grippale.

Nous définirons donc comme infection typho-grippale tout état morbide survenant au cours d'une épidémie de fièvre typhoïde ou de grippe, et caractérisé par un ensemble de symptômes relevant de l'une et de l'autre de ces maladies, sans pourtant jamais permettre de réaliser un tableau complet de l'une ou l'autre de ces maladies.

Etiologie. — Pathogénie. — Une telle association de symptômes est produite par des infections successives ou simultanées, dues aux bacilles d'Eberth et de Pfeiffer. Ces associations bactériennes, suivant les cas, exaltent leur virulence respective et donnent des manifestations typho-grippales sévères à évolution souvent fatale, ou encore laissent prédominer une des deux infections au détriment de l'autre, et permettent de réaliser une double infection à forme tantôt typhique, tantôt grippale.

Ces infections multiples ne peuvent avoir lieu qu'en temps d'épidémie, et sont rendues plus faciles par les rapports fréquents des individus dans les endroits contaminés, par la faiblesse organique des sujets, les tares individuelles et toutes les causes ordinaires amoindrissant la résistance de l'organisme.

L'infection typho-grippale revêt des caractères d'autant plus intenses que l'épidémie de grippe elle-même offre des caractères plus graves ; c'est ce qui résulte des observations du docteur Saint-Ange que nous publions, et de l'étude épidémique de grippe si bien faite par Hardy, à Cholet.

C'est ainsi qu'on observe généralement cette association, soit chez les typhiques surpris par une épidémie de grippe ou encore infectés par un entourage ayant eu des contacts avec des individus grippés, soit alors en pleine période de grippe qui, au lieu de se terminer normalement, évolue comme une fièvre typhoïde.

Une question délicate dans l'éclaircissement du sujet qui nous occupe est de savoir laquelle des deux infections commence la première. D'après les observations que nous publions plus loin, nous pouvons dire que, le plus souvent, le début brusque de la maladie nous permet d'avancer que c'est la grippe qui, généralement, précède l'infection éberthienne, qui, elle, viendrait dans la suite se développer sur un terrain déjà affaibli par l'infection grippale.

Ce n'est pas à dire pourtant que, dès les premiers jours de la maladie, les symptômes communs aux deux infections ne puissent se manifester d'emblée.

Ce sont justement ces cas où l'association est si intime entre les principaux éléments infectieux que la sagacité et l'esprit clinique les plus avertis sont tenus en échec.

CHAPITRE III

Observation Première
(Inédite)

B... Charles, 19 ans, ouvrier, à Balaruc-les-Bains. Rien d'intéressant à noter dans ses antécédents héréditaires. Il n'a jamais été malade et jouissait, jusqu'à ce jour, d'une excellente santé.

Sa maladie remonte à trois jours environ. Débuts : frissons, courbatures générales, céphalée; pas de vomissements, pas d'épistaxis, constipation.

Examen. — Le 9 septembre 1902, le malade est assez abattu; il se plaint de maux de tête, de courbatures, de pesanteur à la région épigastrique : anorexie. Il a les yeux rouges et injectés. La langue est saburrale, le creux épigastrique est, en effet, douloureux; pas d'augmentation de volume du foie et de la rate, qui ne sont pas douloureux. L'abdomen est un peu tendu. Rien du côté du cœur et des poumons. Temp.: 39; pouls : 88. Les urines sont foncées, mais pas d'albumine.

Nous pensons à une grippe à forme gastro-intestinale.

Traitement. — Diète lactée; purgatif.

10. État stationnaire. Temp.: 38° le matin, 38,7 le soir. Benzo-naphtol, 1 gr. 50 en trois cachets.

11. Le ventre est moins tendu, plus de douleur à la région épigastrique. Temp.: 37,6 le matin, 38° le soir.

13. Le malade se sent mieux, le sommeil est bon, la céphalée a diminué, le faciès est meilleur.

15. Le malade, quoique se sentant mieux, a une température de 38° le soir. Il se sent en appétit. La diète lactée est maintenue. Quinine, 1 gr. 50 en trois cachets.

Les 16 et 17, la température oscille entre 37 et 38°.

18. Le malade a passé une mauvaise nuit, il est abattu, il a eu une épistaxis assez abondante. Le ventre est tendu, ballonné ; gargouillements dans la fosse iliaque droite, mais pas de douleur à ce niveau. Temp.: 39,8 ; pouls : 96. tendu. Quelques râles sibilants disséminés en avant et en arrière. Rien au cœur.

19. L'abattement est plus prononcé, un peu de délire. Temp.: 39,5 le matin, 40,2 le soir, nombreux gargouillements. Les selles, au nombre de trois ou quatre, ne sont pas très fétides. Pas de taches rosées.

20. Toujours la congestion pulmonaire, le malade tousse. Temp.: 38,5 le matin, 39,2 le soir. Le séro-diagnostic est positif.

21. Pour la première fois, nous apercevons des taches rosées.

Nous modifions le premier diagnostic et portons celui de dothiénentérie. Nous prescrivons cinq bains à 28°, dans les vingt-quatre heures.

22. État stationnaire.

23. La congestion pulmonaire s'amende. Le premier bruit du cœur est sourd ; tendance à embryocardie. Pouls, 100, petit, dépressible. Temp.: 39,7 le matin, 40,5 le soir. Injections de caféine.

Du 24 au 27, la température oscille entre 39 et 40°. Nous continuons les injections de caféine.

28. Dans la nuit, le malade a eu une syncope. Le pouls est toujours rapide, mais moins dépressible. Température, 40°5.

Le malade divague la nuit et le jour.

On donne deux bains de plus avec affusions froides.

29. Le malade, quoique très abattu, paraît se relever un peu. Les bruits du cœur ne sont pas si sourds, le pouls se remonte. Toujours du délire.

30. Le malade passe une nuit relativement calme. Nous continuons les bains et prescrivons des frictions toniques sur tout le corps.

Du 1er au 5 octobre. L'état général est moins inquiétant, la température ne dépasse pas 39°5 le soir, cependant le pouls est toujours rapide, 116. On supprime deux bains.

5. Température : 37°8 le matin ; 38°5 le soir. Le malade se sent mieux. Pouls, 110.

Du 7 au 10. Amélioration générale. Le malade se sent en appétit. Le 10, pas de température.

Les jours suivants, le malade entre en convalescence. Il se sent très faible. Nous instituons un régime tonique :

Caféine : 0,20 par jour.

Deux verres à bordeaux de :

Vin de quinquina
Vin de kola . . . } ãã 500 cc.

Nous ajouterons que la convalescence a été fort longue. Il ne recouvra sa santé primitive qu'au mois de décembre.

OBSERVATION II

(Inédite)

Marie-Louise L..., âgée de 16 ans, domestique.

Antécédents héréditaires. Nuls.

Antécédents personnels. Scarlatine (?) à 8 ans, jouissait toujours d'une bonne santé. L'aînée d'une nombreuse famille, elle a deux sœurs et trois frères en parfaite santé.

Nous voyons la malade le 26 septembre 1902. Le début de sa maladie remonte à huit jours, elle raconte que, brusquement, au milieu de son travail, elle fut prise de coliques accompagnées de diarrhée, de maux de tête. Depuis ce jour, elle a perdu l'appétit. Elle s'est mise au lit le 24.

Au moment de notre examen, la petite malade se plaint seulement d'une grande lassitude. Elle dort peu et mal. Nous ne remarquons rien de particulier aux poumons et au cœur. Rien également du côté de l'abdomen. Elle a un peu de diarrhée.

Température : 38,7. Pouls : 86.

Traitement : Régime lacté, bouillons légers, potion à l'extrait mou de quinquina.

28. Nous voyons la malade de nouveau. Le regard est vague, faciès sans expression, langue humide, mais saburrale. Elle se plaint de vertiges et de maux de tête.

Température : 39° le soir, 38° le matin.

29. État stationnaire, séro-diagnostic douteux. Nous prescrivons trois cachets contenant chacun :

Sulfate de quinine............ 0,30
Antipyrine.................. 0,20

30. Apparition de taches rosées s'effaçant à la pression pour reparaître ensuite, légère douleur dans la région splénique et dans la fosse iliaque droite, quelques gargouillements.

Température: 38° le matin, 39,3 le soir.

Le 1er octobre. — On commence à donner un bain à 30°. On en donnera un autre à quatre heures d'intervalle.

Dès ce jour, notre malade présente un aspect typhique assez caractérisé. Il y a une légère diarrhée. Pas d'albumine dans les urines. La température ne dépasse pas 39°, le pouls est dicrote.

Du 2 au 6, la température oscille entre 37,8 et 39°.

7. La malade commence à passer de meilleures nuits. La température tend à baisser davantage.

8. On supprime les bains ; on prescrit un cachet de pyramidon de 0,30 le matin ;

Un cachet de sulfate de quinine de 0,30 le soir.

10. La malade n'a pas de fièvre le matin; le soir, 37,8.

Nous instituons un régime tonique :

Extrait mou de quinquina....... 3 gr.
Teinture de kola.............. 2 gr.

15. Notre malade entre en convalescence et commence à s'alimenter.

OBSERVATION III
(Inédite)
Due à l'obligeance de M. le Docteur X...

M..., âgé de 31 ans.

Antécédents héréditaires et personnels sans intérêt.

Le 20 septembre 1903, le malade est subitement pris de frissons intenses, douleurs dans le dos et dans les membres.

Ces frissons étaient comparables à ceux qui se manifestent pendant un accès paludéen. En outre, il sue abondamment, il a plusieurs vomissements. Céphalée violente le soir.

Le lendemain, 21, température, 39,5. Le malade dort mal, un peu de diarrhée. Diète lactée et antipyrine. Les jours suivants, les symptômes précédents s'amendent petit à petit, la fièvre est nulle; le malade ne se plaint d'autre chose que d'une grande lassitude et d'un brisement de tous ses membres.

26. La fièvre se rallume et atteint 39,6, le pouls est à 90. Le malade ne dort pas du tout, agitation. On constate que la région hépatique est douloureuse. Rien aux poumons et au cœur. L'abdomen est souple, gargouillements dans fosse iliaque droite, diarrhée, selles fétides et ocreuses, langue grisâtre.

Traitement. — Lavements froids ; benzo-naphtol.

27 et 28. État stationnaire. Température : 38° le matin; 38,4 le soir. L'insomnie est complète.

29 et 30. Apparition de taches rosées sur abdomen. La température se maintient invariablement aux environs de 39° le soir, et 38° le matin. Le malade ne peut pas se coucher sur le côté droit, il éprouve une sensation de pesanteur dans la région du foie. La diarrhée persiste.

Le 1er octobre. — État stationnaire. Le malade est abattu par suite de l'insomnie persistante. Il n'a pas l'aspect typhique. On continue les lavements froids; on donne un cachet de chloralose, 0,50.

2. Vu la persistance de la fièvre, on donne : cryogénine, 0,30 centigrammes.

La température s'abaisse mais remonte au même point une heure après.

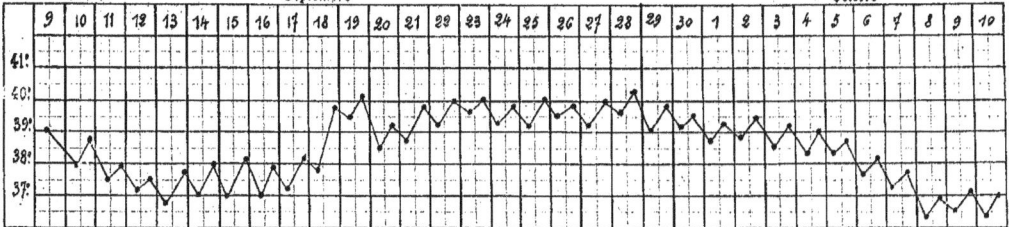

Obs. I — Septembre — Octobre

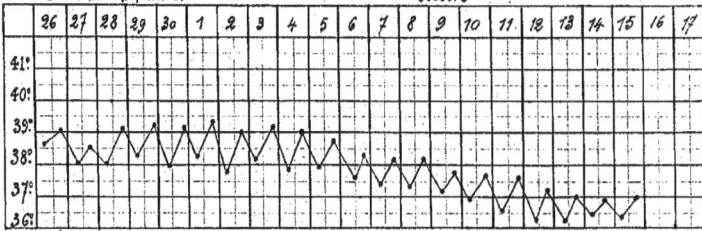

Obs. II — Septembre. — Octobre

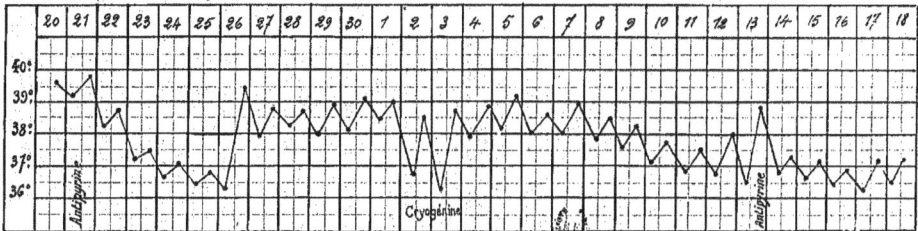

Obs. III — Septembre — Octobre

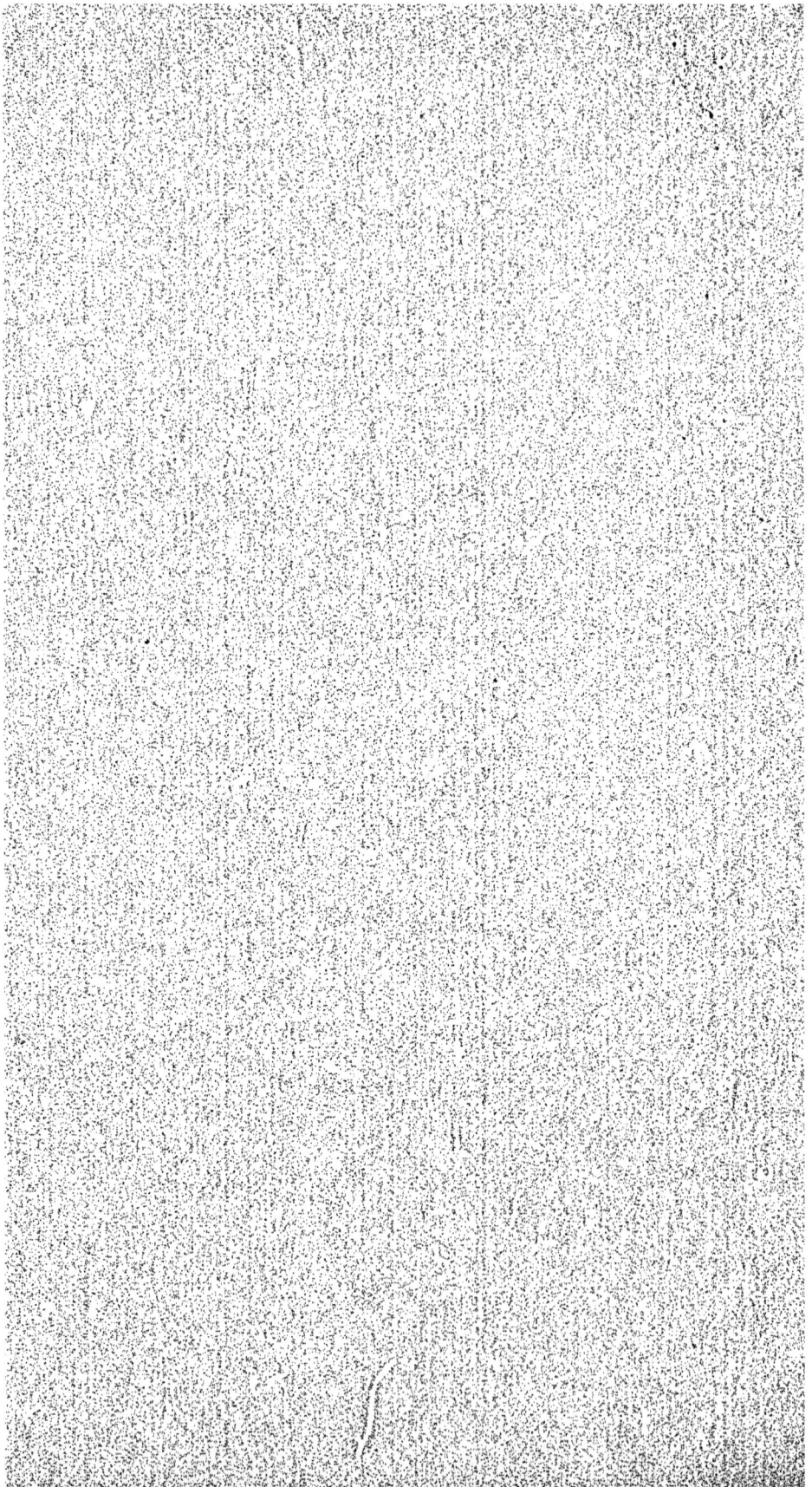

3 au 6. L'état du malade est stationnaire. Seule la douleur hépatique tend à disparaître.

3. Cryogénine, 0,30.

4. On supprime la cryogénine, qui provoque de fortes sueurs suivies d'un état de faiblesse très prononcé.

10. La température tend à baisser.

Les jours suivants, l'état général s'améliore.

13. La température remonte à 38,9.

Le sommeil est meilleur, on prescrit antipyrine, 0,50.

La diarrhée cesse complètement, elle est remplacée par une selle normale.

18. Le malade, considérablement amaigri, se sent beaucoup mieux; plus de température, il demande à manger. On permet les purées et les œufs.

Enfin un changement d'air est ordonné ainsi qu'un régime tonique.

OBSERVATION IV

Infection typho-grippale

(SAINT ANGE. — *Archives médicales de Toulouse.* — 1er août 1895).

Un homme de 50 ans, robuste et vigoureux, tombe malade au mois de janvier 1893; la grippe avait, à cette époque, fait sa réapparition.

Le malade parut atteint par l'épidémie: abattement, céphalalgie, fièvre modérée, langue sale, anorexie. Pendant cinq à six jours, l'état ne subit pas de modification notable; la fièvre atteignait régulièrement, tous les soirs, 39°, 39°5; elle était nulle le matin.

Le malade n'éprouvait pas d'amélioration, il était très agité et se croyait sérieusement atteint; en proie à des préoccupations d'affaires fort graves, il répétait qu'il sentait ses forces s'affaiblir et qu'il ne se remettrait pas. En vain cherchait-on à remonter et à calmer cette surexcitation qui rendait tout sommeil impossible. L'irrégularité et la non-continuité de la fièvre, l'absence de troubles abdominaux nettement accusés : diarrhée, météorisme, taches rosées, me faisaient cependant hésiter à admettre le diagnostic de fièvre typhoïde. Vers le douzième ou le treizième jour, il fallut cependant reconnaître que la grippe n'était pas en cause ; l'état typhique s'affirmait lentement et la fièvre devenait plus continue.

Le malade se plaignait de temps en temps, surtout le soir, d'éprouver une légère oppression ; trois ou quatre fois, des menaces de syncope se produisirent ; il devenait subitement pâle. Les extrémités se refroidissaient, le pouls s'accélérait et perdait de sa force ; puis, au bout de quinze à vingt minutes, tout rentrait dans l'ordre.

L'examen du cœur ne révélait cependant rien d'anormal, à peine un léger faiblissement des bruits : les poumons ne présentaient qu'une congestion modérée. Tout à coup, au bout de dix-huit jours, la situation, déjà fort sérieuse, se révéla menaçante : pouls extrêmement fréquent, faible, irrégulier, cyanose de la face, refroidissement des extrémités, altération profonde des traits, obnubilation de l'intelligence, jusque-là restée intacte. Le malade entrait dans le collapsus et, malgré l'emploi répété de tous les stimulants cardiaques, injections d'éther, de caféine, d'ergotine, applications froides sur la région précordiale, etc., il succombait dans la journée.

OBSERVATION V

(Saint-Ange. — *Archives médicales de Toulouse.* — 1er Août 1895)

Un jeune garçon de 13 ans tombe malade à la fin de janvier. Une épidémie de grippe existait en ville en ce moment. Un médecin, appelé au début, fait le diagnostic de grippe. Deux ou trois jours après le début de l'affection se montre de l'agitation nocturne et du subdelirium ; on constate de la congestion pulmonaire d'abord au poumon droit, puis au poumon gauche.

La fièvre est assez modérée. Au sixième jour, on reconnaît que le poumon gauche est atteint de congestion dans les deux tiers inférieurs ; le faciès est vultueux, comme égaré ; langue sèche et déjà un peu fuligineuse ; pouls accéléré, température oscillante : 39°. Pas de diarrhée, ventre légèrement ballonné : on croit constater l'existence de quelques taches rosées très discrètes. Le lendemain, le diagnostic n'est plus douteux, la maladie ayant du reste complètement changé d'allures. Température à 40°, agitation excessive, fuliginosités sur la langue et les lèvres. Ventre peu météorisé, pas de diarrhée. L'état des poumons reste prédominant. Bain froid de 15 minutes à 20° toutes les trois heures.

Après le bain la température remonte rapidement à 40° ou 40°5, en même temps que reparaît l'agitation : gestes incohérents, chants, cris violents. Une raideur tétaniforme, des soubresauts des tendons, du nystagmus, accentuaient encore la gravité de l'atteinte portée au système nerveux. Le pouls se maintient à 120 et même davantage.

Au bout de huit jours, pendant lesquels étaient apparues quelques rémissions, la température baisse un peu, mais le pouls atteignait 140, 160. Les battements du cœur s'affai-

blirent, la prostration augmenta, le malade perdit peu à peu
connaissance et enfin il succomba le quinzième jour de la
maladie.

OBSERVATION VI
Grippe, fièvre typhoïde intercurrente
(Clinique de M. le professeur POTAIN, publiée par la *Gazette des Hôpitaux*,
avril 1881.)

Jeune fille de 16 ans, blanchisseuse, salle Sainte-Adélaïde,
n° 14. Malade depuis trois semaines, elle a été prise brusquement à cette époque de douleurs lombaires, de toux, de
céphalalgie, de malaise général sans fièvre notable, de telle
sorte qu'elle n'a pas été obligée de s'aliter. Elle a pu continuer ses occupations journalières, tout en se soignant tant
bien que mal. Il y a quatre jours, elle s'est sentie tout à coup
beaucoup plus mal, et, sans frissons préalables, elle a été
prise d'une fièvre très vive qui l'a forcée à se mettre au lit.
Deux jours plus tard, on nous l'amenait à l'hôpital.

Actuellement, elle a une fièvre ardente, une température
de 40°, la peau brûlante, le pouls dicrote; le ventre est un
peu ballonné, douloureux du côté gauche et l'on sent un peu
de gargouillement dans la fosse iliaque droite, gargouillement sans diarrhée. La langue est blanche, un peu rouge à
la pointe; la rate n'est pas sensiblement tuméfiée; il existe
très peu d'accablement et l'intestin n'est pas endolori du
côté droit; enfin, la poitrine est à peu près en bon état, l'on
n'entend que quelques râles sibilants assez rares.

Cette jeune fille est malade depuis trois semaines, mais
l'affection, pour nous, ne saurait remonter à cette époque;
il ne s'agit certainement pas ici d'une fièvre typhoïde datant
de trois semaines. Quelque chose d'autre l'a précédée, et
cette maladie a dû survenir antérieurement ou consécuti-

vement à une autre affection. La fièvre typhoïde date seulement de quatre jours, et toute la maladie, qui, au quatrième
jour, présente une température aussi élevée, sans une localisation particulière des phénomènes que nous avons indi-
qués, ne peut être qu'une fièvre typhoïde. Toutefois, les
taches rosées lenticulaires doivent venir confirmer notre
diagnostic, car il est une affection qui peut parfois simuler
une fièvre typhoïde dans les premiers jours. Je veux parler
de la tuberculose aiguë. Mais chez cette jeune fille, nous ne
pensons pas que cette maladie, qui a débuté il y a trois
semaines, alors qu'elle était en pleine santé, qui ne l'a point
amaigrie, qui ne détermine point d'élévation de la température notable, fût une granulie; mais nous pensons, ainsi
que nous en avons eu maints exemples dans le service de
cette année, que c'est une fièvre typhoïde au quatrième
jour, survenue pendant le cours d'une autre affection, grippe
ou bronchite légère. On voit qu'en conséquence nous devons
être extrêmement réservés dans notre pronostic à cause des
accidents qui peuvent survenir.

Toutefois, la maladie première n'est pas une cause
d'aggravation de l'affection intercurrente; quelquefois même
le contraire se produit. L'évolution ultérieure justifia le
diagnostic : la maladie fut bénigne.

Nous avons ici un exemple de forme légère de l'infection
typho-grippale où la dothiententérie est visiblement consécutive à une manifestation grippale, mais où l'atteinte portée
à l'organisme a été suffisamment peu intense pour que la
maladie évolue vers la guérison.

OBSERVATION VII

Fièvre typhoïde survenue pendant le cours d'une grippe
(Clinique de la Charité, faite par M. le professeur HARDY, publiée par le praticien, 1881)

D... Esther, âgée de 21 ans, giletière, entre salle Sainte-Anne, n° 18, le 22 décembre 1880, avec des phénomènes de grippe ou catarrhe bronchique aigu, caractérisé par des râles sibilants, une fièvre intense, affaiblissement de la vue, etc. Ces phénomènes s'accompagnaient d'un état général assez sérieux qui avait laissé, pendant quelque temps, le diagnostic fort hésitant entre une grippe et une fièvre typhoïde. Cette dernière supposition avait même été complètement écartée, et la malade était traitée comme seulement atteinte de grippe, lorsque, depuis trois jours, c'est-à-dire trois semaines après le début de la maladie et dix-neuf jours après son entrée à l'hôpital, les faits sont entièrement modifiés.

Le 10 janvier, le pouls s'est élevé à 100 et quelques pulsations, la température a monté à 40°, la langue est devenue sèche. En même temps, cette jeune fille éprouvait des bourdonnements d'oreilles, un commencement de surdité; elle a eu, dans cette même journée, des épistaxis. Du côté du ventre, on a constaté du ballonnement; la malade avait de la diarrhée. Depuis lors, c'est-à-dire hier et avant-hier, ces différents symptômes se sont accentués, tandis que les phénomènes de la poitrine diminuaient d'une façon notable, et aujourd'hui l'état de la malade ne laisse plus aucun doute sur la nature de l'affection dont elle est atteinte.

La fièvre a augmenté hier soir; la température s'est élevée à 42°; on sent des gargouillements dans la fosse iliaque droite; la surdité, les bourdonnements d'oreilles, sont nettement prononcés, les épistaxis ont continué.

La figure de la malade, fort intelligente à l'ordinaire,

affecte un air hébété, bien qu'empreinte d'une certaine agitation. Enfin, signe caractéristique, l'on a constaté bien manifestement l'apparition de taches rosées, lenticulaires, à la surface de la peau. Mais la percussion de la région splénique n'indique aucune augmentation du volume de la rate. Traitement : eau vineuse ; lavements froids ; potion de Todd, 3 grammes d'extrait de quinquina.

C'est donc une fièvre typhoïde survenue pendant le cours d'une fièvre catarrhale bronchique et dont les symptômes ne se sont révélés bien nettement qu'au vingt-et-unième jour, alors que sa maladie était considérée comme arrivée à la période terminale d'une grippe dont les accidents n'avaient jamais revêtu un caractère bien franchement accusé.

La fièvre typhoïde s'est d'ailleurs heureusement terminée.

Bien que la dothienentérie consécutive à la grippe n'ait pas revêtu ici le caractère si souvent redoutable propre à l'infection typho-grippale, nous voyons cependant l'atteinte assez forte portée à l'organisation et à l'appareil cardio-vasculaire, dont la fréquence du pouls, suivant la marche ascensionnelle de la température, est l'expression.

OBSERVATION VIII
(Inédite)
Due à l'obligeance de M. MAGNOL, chef de clinique (Th. Ombrédane)
Infection typho-grippale

P... Marie, 22 ans, femme de chambre, entre le 1er juin 1897 dans le service de M. le professeur Carrieu. La malade est couchée salle Bichat, n° 8.

Elle a encore sa mère ; son père est mort d'accident. Elle a un frère qui se porte bien. Elle est mariée ; son mari aurait été souffrant de la grippe dans le courant du mois de mai. Elle a eu un enfant il y a deux ans ; elle ne l'a pas nourri.

Elle dit avoir toussé assez fréquemment autrefois, mais n'avoir jamais craché le sang. Elle ajoute avoir beaucoup maigri depuis quelque temps.

Il y a quinze jours, la malade s'est sentie fatiguée. En même temps apparaissaient de la céphalalgie et des douleurs lombaires. Elle a eu de la diarrhée et des vomissements, mais n'a eu ni frissons, ni poussées de chaleur; l'appétit a disparu. Il n'y a pas eu d'épistaxis; les règles ont été normales et opportunes.

1ʳ juin. Actuellement la malade a des sueurs abondantes, surtout la nuit; elle dort cependant assez bien. La langue est sale; il n'y a pas de diarrhée, pas de douleurs dans les fosses iliaques. Il y a de l'anorexie. La toux, assez fréquente, provoque de la douleur.

Temp. : 38°7.

2. L'examen thoracique de la malade révèle :

A la base droite, en arrière, submatité et obscurité respiratoire avec quelques frottements. Les vibrations thoraciques sont diminuées.

La base droite est un peu douloureuse à la percussion. Au sommet droit, en arrière, un peu de submatité. Inspiration rude, expiration prolongée avec quelques râles. Les vibrations thoraciques sont exagérées.

Matin : température, 38°; pouls, 88. Soir : température, 38,1.

Prescriptions : vin de quinquina, sirop de Tolu 30 grammes avec XL gouttes de teinture de sauge, 1 gramme d'antipyrine et 0, 60 de sulfate de quinine en quatre cachets.

3. La malade expectore quelques crachats muqueux, jaunes, verdâtres, peu aérés, gluants. La langue reste sale. Malgré l'antipyrine, la malade a sué beaucoup moins. Continuer la teinture de sauge.

Matin : température, 37,5, pouls, 88. Soir : température, 38°.

Examen des crachats : L'examen bactériologique reste négatif sur la recherche du bacille de Koch. On trouve quelques pneumocoques.

4. Les sueurs continuent à être moins abondantes. La malade ne se plaint plus de douleurs au côté. Mêmes symptômes à l'appareil respiratoire ; on entend, en arrière et à droite, des râles sibilants disséminés. Continuer la teinture de sauge.

Matin : température, 37,4 ; pouls, 88. Soir : température, 37,9.

5. Matin : température, 37,6 ; pouls, 96. Soir : température, 37,7.

6. État stationnaire ; température, 37,5 le matin, 37,7 le soir.

7. La malade a de la diarrhée et présente des signes d'embarras gastrique.

Elle boit le lait avec répugnance et en rend même une partie. La langue est sale.

Température : matin, 38°2 ; soir, 38°4.

8. La suspension des médicaments, ordonnée le matin, amène le soir une élévation de température. Il y a un peu de photophobie.

Température : matin, 37°4 ; soir, 39°5. Prendre des cachets quinine et antipyrine.

9. Du côté droit en arrière, la respiration est un peu soufflante. On perçoit des râles sous-crépitants et des craquements. A gauche, la respiration est rude.

Température : matin, 37°6 ; soir, 38°6.

10. La diarrhée continue. Donner 3 grammes de dermatol.

Température : matin, 37°1 ; soir, 38°8 ;

11. Température : matin, 38° ; soir, 39°.

La malade continue à prendre dermatol et sulfate de quinine.

12. La malade souffre encore de coliques. Elle a le matin des vomissements porracés ; la langue est salè, rouge à la pointe et sur les bords.

On suspend les autres médications et l'on donne un verre d'eau de Sedlitz.

Température : matin, 38°5 ; soir, 39°9.

13. La malade a eu encore quelques vomissements. La température étant remontée, l'on prescrit 1 gramme sulfate de quinine.

Température : matin, 39°5 ; soir, 39°8.

14. La langue est sèche et rouge ; la malade continue à vomir. Elle a dormi.

On observe de la douleur dans la fosse iliaque droite et du gargouillement.

Quelques taches rosées douteuses.

Lavement avec chlorhydrate de quinine 1 gramme et X gouttes de laudanum, eau 120.

Température : matin, 39°4 ; pouls 112 ; température : soir 39°8.

15. Les vomissements ayant augmenté, on avait donné une potion de Dehan.

La malade la supporte mal. Insomnie et un peu d'excitation la nuit dernière.

Les taches rosées sont plus visibles et plus nombreuses ; on en observe quelques-unes dans le dos.

Submatité au sommet droit en avant sous la clavicule, expiration prolongée, craquements. En arrière, submatité dans presque toute la hauteur du côté droit. Il y a de la bronchite aux deux sommets, plus prononcée du côté droit où l'expiration est rude et prolongée. Il n'y a pas d'engouement aux bases.

Même lavement à garder ; glace, eau de seltz.

Matin : température, 38,9 ; pouls 120. Soir : température, 39°.

16. La température est tombée. Cette nuit, la malade a déliré et s'est levée plusieurs fois. Sur les lèvres, on trouve quelques plaques ulcérées. La langue est rouge sèche, brûlée. Quelques épistaxis peu abondantes ; l'amygdale de Luschka est rouge, saillante. Les taches rosées restent rares. Il y a de la douleur dans la fosse iliaque droite.

Le séro-diagnostic de Widal est positif.

Matin : température, 37,6 ; pouls 124. Soir : température, 40,5.

17. Les phénomènes respiratoires, tout en conservant la même localisation, sont plus étendus et plus intenses ; les bruits anormaux, ronchus et râles, sont plus humides. La respiration est irrégulière, fréquente. Le pouls est petit.

Matin : température, 40,3 ; pouls 144 ; respiration 36. Soir, température, 40,1.

18. La malade a déliré une partie de la journée d'hier et toute la nuit.

La gêne respiratoire est au maximum.

L'examen microscopique d'un crachat que l'on a pu recueillir ne révèle pas la présence du bacille de Koch.

Pas de céphalalgie. Elle a saigné un peu du nez hier.

Le séro-diagnostic de Widal, fait une seconde fois, est positif. On donne 4 gr. de sulfate de quinine.

Température : Matin, 39,4, pouls, 140 ; respiration, 46. Soir, 40,2.

19. Le délire continue. Les lèvres sont fuligineuses ; le regard est terne ; il y a soubresauts des tendons. État adynamique prononcé. La langue est néanmoins meilleure.

Les taches rosées ont disparu ; la douleur abdominale persiste, mais d'une façon très légère. La physionomie est tirée, le nez pincé.

La percussion du côté droit en arrière est douloureuse. Les râles respiratoires se retrouvent dans tout le côté droit, en avant et en arrière ; il s'y ajoute quelques sibilances.

Température : Matin, 39,8, pouls, 144 ; respiration, 48. Soir, 39,5.

20. La gène respiratoire est considérable, le pouls, fréquent, est imperceptible. Etat d'adynamie profonde.

Température : Matin, 39,2 ; soir, 40.

La malade meurt dans la nuit.

L'examen anatomo-pathologique a démontré des lésions intestinales de la dothiénentérie arrivées à la période d'ulcération et des lésions infectieuses dégénératives des parenchymes du foie, des reins et du cœur. Congestion généralisée des poumons avec foyers diffus de broncho-pneumonies nettement hémorragiques aux bases.

CHAPITRE IV

SYMPTOMATOLOGIE

onner une description détaillée des symptômes de la
grippe combinée à la fièvre typhoïde n'est pas une chose
facile. Dabord on possède peu de documents qui renseignent
sur cette infection, qui cependant existe. Ensuite, les cas de
ce genre ne sont pas nombreux, il n'y en a que quelques-uns
qui donnent une idée assez nette de la typho-grippe.

Il est clair que, si on pouvait mettre en évidence le bacille
de Pfeiffer, et en même temps faire le séro-diagnostic positif,
toute la difficulté pour établir le diagnostic serait abolie. Mais
le bacille de Pfeiffer est encore l'objet de nombreux travaux,
les auteurs en décrivent plusieurs espèces ; de ce côté, nous
sommes encore absolument dépourvus de moyens de diagnostic.

Nous disons que, d'une façon générale, cette infection
débute comme la grippe : brusquement le malade est ter-
rassé, mais d'autres fois les débuts sont lents et insidieux.

Le sujet n'a pas ce faciès grippé, caractéristique ; la courbe
ne ressemble pas à celle d'une grippe, non plus à celle d'une
fièvre typhoïde au début à la période ascensionnelle. Après
quelques jours, la température, qui s'est abaissée, s'élève de
nouveau et revêt imparfaitement les caractères d'une courbe
de diothienentérie. La langue est saburrale, mais pas rouge
à la pointe et sur les bords comme dans la dothienentérie,

ni porcelainée comme dans la grippe. Les signes abdominaux
sont plutôt insignifiants.

Du côté du système nerveux, l'asthénie est assez prononcée, peu ou pas de délire.

Du côté de l'appareil respiratoire, on a souvent noté un
état congestif des poumons pouvant parfois être très violent
et faire courir un danger presque immédiat au malade.

Le cœur, en général, n'est pas atteint d'une façon notable.

En somme, début quelquefois brusque, quelquefois insidieux ; le malade traîne pendant une quinzaine. Le sujet se
croit même guéri, quand, brusquement, tout au moins rapidement, la température s'élève de nouveau, le pouls est plus
fréquent ; alors les symptômes de fièvre typhoïde apparais-
sent les uns après les autres. Mais on voit que le cortège
symptomatique qui apparaît à ce moment n'est pas celui
d'une véritable dothiénentérie ; c'est une dothiénentérie mal
définie, la température offre des rémissions matinales plus
accentuées.

Elle subit assez facilement l'influence des antithermiques ;
quelquefois, quand l'infection mixte se localise dans les poumons, le malade court un grand danger. Alors la dyspnée
est forte, le pouls devient petit, dépressible, filiforme. Les
sillons du nez se creusent, les yeux sont cerclés, le malade est
blême ; des accidents nerveux ne tardent pas à apparaître,
le délire est constant. Le malade succombe soit par asphyxie,
soit par myocardite, soit par le fait même de l'infection.

Telle est la symptomatologie que nous relevons dans la
typho-grippe. Nous voyons combien elle est anormale, elle
n'offre que des rapports assez éloignés avec la marche d'une
dothiénentérie pure.

Les symptômes énumérés plus haut sont ceux d'un cas
type d'infection typho-grippale, tel que les observations
relatées au cours de ce travail nous ont appris à connaître.

Hâtons-nous de formuler qu'autour de ce type le plus souvent rencontré, peuvent se grouper, avec des symptômes encore plus variables dans leur caractère et leur degré, des cas s'éloignant ou se rapprochant du tableau que nous avons esquissé. Dans la généralité des cas, les manifestations réelles de la typho-grippe peuvent être ramenées aux symptômes décrits plus haut sans grande chance pour le clinicien de s'éloigner du vrai diagnostic.

PRONOSTIC

La gravité de la dothienentérie simple est un fait assez notoire pour que nous ayons à insister plus longuement. Les résultats fâcheux de ses complications, tant durant le cours de la maladie elle-même que pendant la convalescence, confirment cette assertion.

Quant à la virulence du germe de la grippe, les épidémies meurtrières de 1890-1891 nous ont suffisamment édifié pour ranger cette infection parmi celles pouvant entraîner les plus graves conséquences.

Comme la typho-grippe, que nous avons étudiée, est une double infection, résultant de l'association de deux germes par eux-mêmes suffisamment toxiques, nous comprenons comment l'exaltation microbienne, résultant de cette association, pourra assombrir le pronostic. Nous ne négligerons pas de tenir grand compte de l'état général du malade et surtout du génie épidémique. Toutes ces considérations nous conduisent à réserver notre pronostic, même dans les cas paraissant favorables, à cause des complications toujours possibles et graves.

DIAGNOSTIC

Suivant le moment où l'on constate les symptômes ci-dessus énumérés, on peut se trouver, soit en présence d'une grippe simple, d'une typhoïde pure, ou, ce qui est le cas qui nous occupe ici, en présence des deux infections combinées.

Dans une grippe ou une dothienentérie simple, le diagnostic s'impose par les éléments de l'affection en cours.

Mais, dans une typho-grippe, comment dégagerons-nous un diagnostic certain?

On se basera sur le début traînant, insidieux, de la maladie, qui présente, le plus souvent, des symptômes de grippe assez nets, mais qui est caractérisée, surtout, par une asthénie nerveuse considérable.

On recherchera les éléments thermiques caractéristiques et les autres signes de la fièvre typhoïde, qui peuvent être peu accusés, parfois même pervertis.

On ne négligera pas non plus de considérer la marche anormale du pouls et de la température, et les manifestations pulmonaires et cardiaques.

Enfin, on tentera, souvent avec succès, l'épreuve de la séro-réaction, lorsque le diagnostic aura été déjà établi.

Tels sont les principaux éléments de diagnostic que les observations précédentes nous ont permis d'établir.

TRAITEMENT

Nous nous baserons, sur l'état général du malade, sur la température et l'état nerveux.

Dans les formes légères, nous ne voyons pas l'absolue nécessité des bains. On se contentera dans ces cas de l'administration des antithermiques, qui donnent de bons résultats; en même temps, on instituera un régime tonique prolongé. L'appareil circulatoire sera énergiquement soutenu par la caféine, etc.

On emploiera la balnéation si la température se maintient au-dessus de 39°, s'il y a du délire et de l'agitation.

CONCLUSIONS

De tout ce qui précède nous pouvons affirmer :

1° Qu'il y a réellement une infection mixte due à l'association du bacille d'Eberth et de celui de la grippe ;

2° Que cette infection débute par la grippe et est provoquée par elle ;

3° Qu'elle se rencontre surtout pendant une épidémie de grippe ;

4° Le pronostic doit être réservé. Il ne devient toutefois grave que si l'épidémie de grippe qui règne offre elle-même un caractère grave ;

5° Qu'elle doit être traitée par les bains ; dans les cas légers, les antithermiques suffisent.

BIBLIOGRAPHIE

BROCHIN.— Art. : Grippe du Dictionnaire encyclopédique des sciences médicales. Gaz. des hôpitaux, 19 mars 1881.

CHOMEL. — Leçons cliniques, 1834 (1ᵉʳ vol).

GINTRAC. — Etude sur les épidémies de grippe, Paris, 1837.

HOMOLLE. — Article f. ty. du Nouveau Dict. de médecine et de chi-
   rurgie pratiqués.

HUCHARD. — La Grippe : ses formes cliniques et ses rapports avec
   d'autres maladies. Revue gén. de clinique et de thérap.,
   1890, n° 1.

HARDY. — Fièvre typ. survenue pendant le cours d'une grippe. Clinique de la Charité (le Praticien, 1881).

GRELLETY. — Complications pulm. de la fièvre typ. (Bulletin médical du Nord, 1882).

MARTY (J.).— Grippe et maladies évoluant simultanément. Archives
   générales de médecine, juillet 1898.

NETTER. — Article Grippe. Traité de médecine de Brouardel et
   Gilbert.

OMBRÉDANE. — Th. de Montpellier, 1896. Infection typho-grippale.

POTAIN. — Grippe, f. typhoïde intercurrente. Gazette des hôp.,
   avril 1881.

SAINT-ANGE. — Infection typho-grippale, Archives médicales de
   Toulouse, août 1895.

SAUREL. — Th. de Montpellier, 1900. Grippe à forme typhoïde.

SEVESTRE. — Fièvre typ. forme anormale. Bull. Soc. anatomique.
   Paris, 26 juin 1873.

DELEZENNE. — Etude clinique de la grippe à forme typhoïde. Revue
   de médecine, octobre 1892.

LOMBARD. — Epidémie de grippe à Genève. Gaz. méd., 1837.

WIDAL. — Traité de médecine. Charcot-Bouchard. Grippe. T. I.

GIRODE. — Maladies microbiennes. In Traité de médecine. Brouar-
   del-Gilbert. T. I.

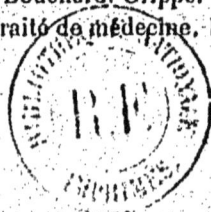

233

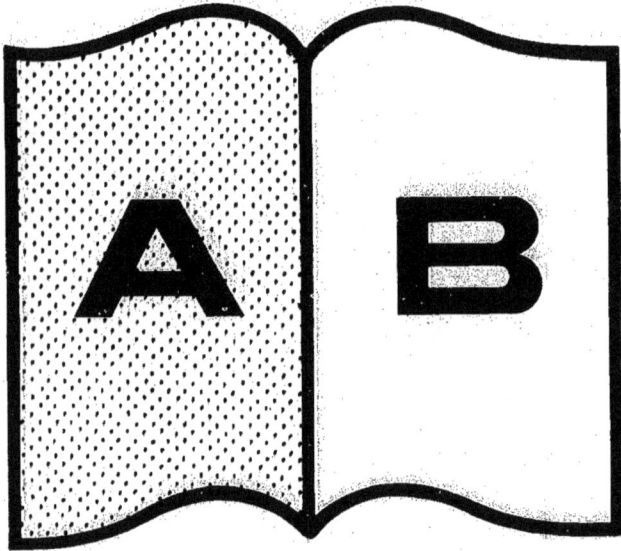

Contraste insuffisant

NF Z 43-120-14

www.ingramcontent.com/pod-product-compliance
Lightning Source LLC
Chambersburg PA
CBHW050549210326
41520CB00012B/2783